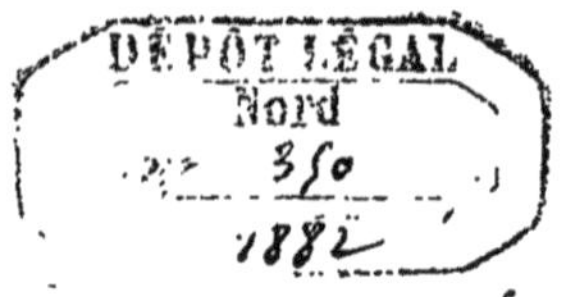

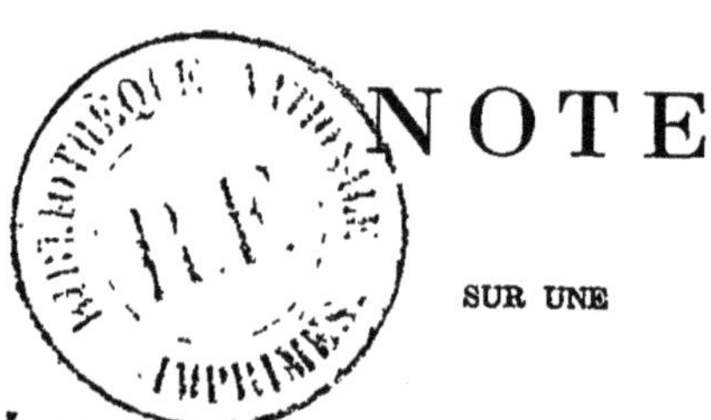

NOTE

SUR UNE

DÉPRESSION DU CRANE

SURVENUE PENDANT LA SECONDE ENFANCE
ET SUIVIE D'ARRÊT DE DÉVELOPPEMENT DES FACULTÉS PSYCHIQUES

DU MÊME AUTEUR :

Sur la réparation des parties molles et du squelette dix-huit ans après la perte de tout le corps du maxillaire inférieur. (*Soc. centr. de Méd. du Nord*, sept 1872.)

Fracture de la colonne vertébrale; réduction des fragments déplacés; retour immédiat de la sensibilité et de la motilité; guérison. (*Bull. méd. du Nord*, 1873, p. 61, et *Gaz. des hôp.* 15-17 avril 1873.)

Réduction d'une hernie crurale plusieurs heures après deux lavements d'eau de Seltz (*Gaz. des hôp.*, 16 nov. 1878).

Sur la pustule maligne en Flandre (*Journal des Sc. méd. de Lille*, fév. 1879).

Contribution à l'étude de la myosite (*Ibidem*, 1879, et Paris 1880).

Observation sur l'application de plaques métalliques sur un ulcère douloureux de la jambe (*Soc. des Sc. méd. de Lille*, 1879).

Observations sur la pourriture d'hôpital et la diphthérie pharyngienne, toutes deux mortelles et développées simultanément dans deux foyers en communication médiate (*Ibidem*).

Fractures incomplètes et incurvation des os de l'avant-bras (*Ibidem*).

Traitement des fractures des métacarpiens par l'attelle de zinc (*Ibid.* 1880).

Fracture du rocher, guérison ; nouvel accident, seconde guérison (*Ibidem*).

Doigtier métallique pour le traitement des plaies des doigts (*Ibidem* et *Soc. de Chir. de Paris*, 31 déc. 1879).

Synovite tendineuse aiguë des fléchisseurs de la main; traitement sans débridement; guérison (*Soc. des Sc. méd. de Lille*, 1881).

Luxation probable du pouce en avant (*Ibidem*)

Luxation du pouce en arrière; réduction par rotation dans l'extension (*Ibid.*)

Dépression du crâne du nouveau-né (*Ibidem*).

Ankylose tardive après les fractures du coude (*Ibidem*).

Des pulvérisations phéniquées pour affaiblir la sensibilité et supprimer la douleur du traumatisme (*Ibidem* et *Thérap. contemp.*)

Plaies par éclatement des doigts (*Journal des Sciences médicales de Lille* et *Bull. gén. de Thérap. méd. et chir.*, 1881, et *Gaz. des hôp.*, 10 nov. 1881).

Plaie par usure de la main et des doigts (*Journal des Sc. méd. de Lille* et *Thérap. contemp.*, 1881).

Plaie par arrachement du pouce (*Journal des Sc. méd. de Lille*).

Fracture du grand os (*Lecture à la Soc. de Chir. de Paris*).

Manœuvres de réduction appliquées à un cas de traumatisme du rachis (*Ibidem*, 22 févr. 1882).

Accidents après l'opération d'une hernie crurale étranglée chez une femme de 70 ans; — guérison (*Soc. des Sc. méd. de Lille*, 15 mars 1882).

Étude sur la réduction des luxations du pouce en arrière au moyen des manœuvres de douceur (*Journal des Sciences médicales de Lille* et *Union médicale*, 1882).

Médecine des chemins de fer. — Côté médico-légal de l'affaire du chauffeur E...... contre l'Etat belge (*Lille*, 1880).

Idem. — Simulation des douleurs d'origine traumatique; diagnostic par les courants induits et interrompus (*Journal des Sc. méd. de Lille* et *Gaz. des hôp.*, 10-13 sept. 1881).

Idem. — Complications tardives observées à la suite de grands traumatismes par accidents de chemins de fer. (*Lecture à la Société de Chirurgie de Paris*, 5 oct. 1881).

PUBLICATIONS DU JOURNAL DES SCIENCES MÉDICALES DE LILLE.

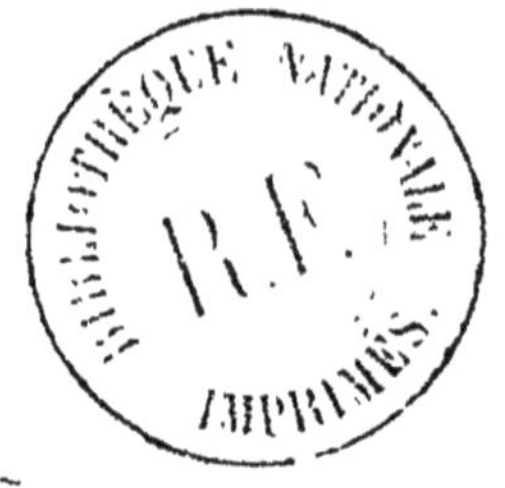

NOTE

SUR UNE

DÉPRESSION DU CRANE

SURVENUE PENDANT LA SECONDE ENFANCE

ET SUIVIE D'ARRÊT DE DÉVELOPPEMENT DES FACULTÉS PSYCHIQUES.

PAR LE Dr FR. GUERMONPREZ.

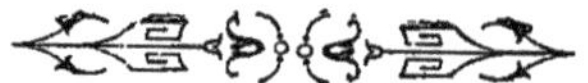

PARIS,
LIBRAIRIE J.-B. BAILLIERE ET FILS,
19, RUE HAUTEFEUILLE, 19
(près du boulevard Saint-Germain).
1882.

NOTE

SUR UNE

DÉPRESSION DU CRANE

SURVENUE PENDANT LA SECONDE ENFANCE ET SUIVIE D'ARRÊT DE DÉVELOPPEMENT DES FACULTÉS PSYCHIQUES.

Charles Z..., actuellement âgé de 12 ans, est remarquable par sa méchanceté, son caractère très difficile. C'est là l'objet de la préoccupation de son entourage, qui ne prête aucune attention à l'état du crâne.

Arrivé à l'âge de trois ans sans avoir été malade, il tombe, d'une chaise élevée, la tête sur l'angle d'une table de bois.

On n'a constaté aucune plaie ; mais il n'est pas possible de connaître s'il a existé une bosse sanguine, si la dépression a été reconnue dès le jour même de l'accident. Quelques jours après, l'enfant fut pris de convulsions et de contractures, qui persistèrent, tout en présentant des rémissions irrégulières, pendant environ six septenaires. N'en ayant jamais eu antérieurement, Charles Z... n'en fut plus repris depuis lors.

Cet enfant est de taille moyenne, plus gros que ses frères et sœurs, à chairs plus flasques. Il marche la tête un peu penchée en avant.

Actuellement, on observe, sur le côté gauche de la région frontale, une dépression extrêmement marquée. L'héliogravure n'en peut traduire qu'une idée très imparfaite ; on remarque, toutefois assez aisément, le contraste que forme la bosse frontale normalement saillante à droite et la dépression du côté gauche du front, dépression que fait ressortir l'exagération de l'arcade sourcilière.

L'enfant boit et mange bien, n'a pas d'incontinence d'urine ni de matières stercorales ; il ne présente aucune paralysie ni contracture, aucun trouble trophique actuellement appréciable, (car il n'y a rien de cet ordre dans l'habitude de tenir la tête inclinée sur le côté droit). Rien d'anormal dans la sensibilité et le mouvement. On peut remarquer que tout le côté droit de la face est notablement plus petit que le côté gauche. Mais ce détail est d'un intérêt très secondaire relativement à la déformation du crâne.

Ainsi qu'on l'a vu plus haut, cette déformation, quelque manifeste qu'elle soit, n'est pas suffisamment rendue par l'héliogravure. Rien n'en donne une idée plus exacte que le tracé du conformateur, (appareil dont les chapeliers se servent pour connaître la configuration de la tête). Dans l'application de cet appareil, on éprouve tout d'abord une réelle difficulté. L'enfant présente une tête trop petite pour remplir la cavité de l'instrument. Cette difficulté a été tournée en prenant séparément, d'abord la forme de la partie antérieure, puis celle de la partie postérieure. Des deux tracés ci-joints, l'un passe au niveau de la partie la plus saillante de la bosse frontale droite, l'autre, au niveau de cette partie supérieure du coronal, qui, au-dessus de la bosse, correspond approximativement au rebord des cheveux Tirant sur le tracé une ligne antéro-postérieure par les points de repère que fournit l'appareil des chapeliers, menant ensuite une ligne transversale, perpendiculaire au milieu de la première, on peut facilement comparer la moitié droite antérieure à la partie gauche correspondante. On constate ainsi une asymétrie très accentuée. Reporté sur un papier quadrillé, ce tracé donne deux renseignements. Le premier est que, depuis la bosse frontale droite jusqu'à la ligne transversale, la longueur est à celle de la région enfoncée, comme 11 est à 8 ; ce qui revient à dire que l'enfoncement porte presque sur le tiers de cette étendue. Le second est que la surface de la moitié antérieure du côté droit est à celle du côté gauche, comme 5 est à 4.

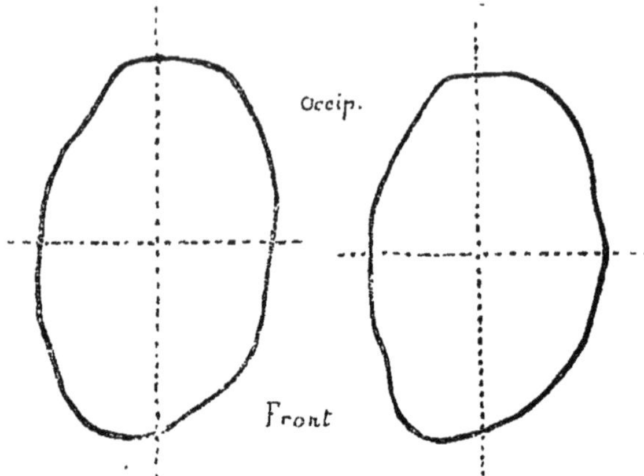

Au niveau de la bosse frontale droite.

Immédiatement au-dessus de la bosse frontale droite. (1)

Accessoirement, on peut remarquer l'espèce de compensation que présente l'asymétrie des deux moitiés postérieures du crâne; cette asymétrie n'est cependant pas comparable à celle des deux moitiés antérieures.

C'est encore le toucher qui donne l'appréciation la plus véritable de l'enfoncement. Ce mode d'exploration montre une cavité extrêmement marquée et qui correspond exactement à toute la moitié gauche du frontal, à l'exception de la partie la plus voisine de l'angle supérieur et de cette petite surface qui fait partie de la fosse temporale. Cette dépression n'est nullement un aplatissement, comme pourrait le faire supposer le tracé pris au niveau de la bosse frontale. Elle forme nettement une surface concave en avant, un réel enfoncement, dont la configuration ne présente aucun bord net, aucune ligne bien évidente, aucune arête, aucun sillon, comme il s'en trouve dans l'enfoncement du crâne chez les nouveaux-nés. Il n'y a d'ailleurs à ce niveau, aucun autre signe physique à signaler.

(1) Ces tracés ont été réduits à l'aide de la photogravure, afin de réaliser une exactitude plus rigoureuse.

Notons cependant que le pourtour du crâne est de 50 cent. 1/2 pour Charles, tandis qu'il est de 52 1/2 pour son frère Jules de deux ans plus jeune.

Au sujet des troubles fonctionnels, les renseignements que nous avons pu obtenir ne sont pas aussi complets que nous les aurions voulus. Ils établissent toutefois que, dans toutes circonstances, avec toutes sortes de maîtres, Z... comprend difficilement, retient mal, juge imparfaitement, et, en résumé, ne profite presque pas des leçons qui lui ont été données. Il ne peut cependant pas être qualifié dépourvu d'intelligence. Il manifeste des facultés intellectuelles et affectives notablement moins parfaites que les enfants de son âge. Dans une école de sept classes, il est encore de la sixième et s'y trouve avec le même frère cadet signalé plus haut.

Incapable d'une attention quelque peu soutenue, incapable même de faire, sans fatigue, l'effort nécessaire pour poser chez le photographe, il a une mémoire très paresseuse, inexacte; sa conversation ne dénote ni raisonnement, ni coordination dans les idées, ni esprit de suite.

On ne saurait obtenir de lui qu'il rende compte d'une notion de l'abstrait sur le beau, sur le vrai. C'est avec beaucoup de peine que la notion du bien et du mal lui est inculquée.

Toute perception intellectuelle est lente, laborieuse : il regarde sans voir. — Ce qu'il voit n'excite en lui aucun intérêt. Sa valeur intellectuelle n'est pas en rapport avec son âge. Il est en retard sur ce point : c'est un arriéré.

Ce n'est cependant pas un idiot.

Son caractère est remarquablement impérieux, violent, tenace, méchant dans quelques circonstances.

De même que l'enfant observé par Ch. West, il frappe sur la plus légère provocation, et a par instants des accès de fureur indomptable. Il est, d'ailleurs, d'un caractère ingouvernable et manque de disposition à écouter les avis et à se laisser guider par les motifs qui décident les autres enfants.

Nous n'avons pu obtenir aucun renseignement au point de

vue moral ; toutefois , le parfait état de la santé de Z..., sa surcharge graisseuse ne justifient pas de craintes sérieuses à ce sujet. Il n'est pas incapable d'amitié et de reconnaissance, mais il n'a pas d'attachement durable. Il est soupçonneux, extrêmement crédule, facile à effrayer, d'une timidité exagérée vis-à-vis les personnes qu'il ne connaît pas, d'une sauvagerie tout à fait insolite chez les garçons de son âge. Il se prête, d'ailleurs, très mal aux observations médicales, et, en l'absence de sa mère, il serait impossible de le soumettre à aucun examen de ce genre. Chez le photographe, la manœuvre nécessaire est plusieurs fois entravée, parce que le malheureux enfant était convaincu qu'on voulait attenter à sa vie; son irritabilité et sa poltronnerie sont extrêmement marqués.

Il n'existe, d'ailleurs, aucun trouble de ce genre chez aucun de ses trois frères, dont deux sont plus âgés que Charles ; rien non plus qui s'en rapproche, aucun accident nerveux ou psychique appréciable, ni chez les parents, ni chez les oncles et tantes, tant paternels que maternels, ni enfin chez les grands-parents.

Tel est l'état actuel du sujet.

Quant à la marche des accidents, il paraît établi que la difformité de Charles n'a pas augmenté, mais plutôt un peu diminué depuis le jour où elle a été observée pour la première fois.

Il semble aussi que son intelligence devient un peu moins insuffisante; et, si son caractère ne s'est guère amélioré, on pourrait être tenté de l'attribuer davantage aux lacunes de l'éducation qu'aux lésions organiques décrites plus haut.

Parmi les troubles nutritifs, nous avons signalé la surcharge graisseuse des téguments. Il est plus intéressant encore de signaler les altérations des dents. On trouve un sillon très marqué vers le tiers inférieur de la couronne des quatre dents incisives supérieures et d'autres analogues à peu près au sommet des canines voisines Les mêmes altérations existent à la mâchoire inférieure et sont distribuées de la même façon.

Le fait ainsi rapporté, bien qu'il soit encore incomplet, pourrait mériter de nombreux commentaires.

Nous nous bornerons à insister sur les conséquences immédiates et tardives de cet enfoncement du crâne sur le fonctionnement des facultés psychiques.

Et d'abord la possibilité des troubles de ce genre n'est guère contestée. On connait l'affirmation de M. le baron Hippolyte Larrey, dans son mémoire sur la trépanation : « L'état d'hébétude passagère ou même *d'imbécillité persistante*, a été signalé dans beaucoup de fractures du crâne compliquées **surtout d'enfoncement**, » (p. 85). Il est à remarquer que l'auteur. dans cette lecture à la *Société de Chirurgie de Paris*, n'a soulevé aucune objection.

La Chirurgie a d'ailleurs enregistré un certain nombre de faits instructifs à ce sujet.

Une blessure du lobe frontal, bien observée et suffisamment limitée, n'est suivie ni de paralysie, ni d'anesthésie ; mais elle est suivie de divers troubles intellectuels, ou du moins, si les blessés ont conservé leurs facultés, celles-ci s'épuisent rapidement, et ces malheureux sont forcés après un court travail intellectuel de s'arrêter et de se livrer à un repos complet, ou même au sommeil (1).

Parmi ces faits, on pourrait citer en particulier le cas de Bouillaud (2), et celui de Trousseau (3).

L'observation de Congreve-Selwyn (4) est plus concluante.

En 1821, un enfant de 4 ans est blessé par un couteau qui pénètre de bas en haut et profondément dans le lobe frontal droit. Perte de substance cérébrale, cécité unilatérale droite, etc. En 1838 « la mémoire est très mauvaise. Le blessé est

---

(1) Carl Vogt. *Leçons sur l'Homme*, traduct. franç. de J.-J. Moulinié. Paris, 1878, p. 126.

(2) *Traité de l'encéphalite*. Paris, 1825, p. 331.

(3) Mich. Peter. *De l'aphasie*, in *Gaz. hebd.*, 1864, p. 433.

(4) *The Lancet*, 28 févr. 1838.

incapable d'occupation nécessitant un travail mental. Il est irritable surtout lorsqu'il a bu des liqueurs fortes, ou qu'il a subi quelque excitation anormale (1). »

Broca a signalé à la *Société de Chirurgie de Paris*, deux observations inédites **d'enfoncement** du crâne terminé par la guérison, mais à la suite desquels les blessés sont **restés idiots** (2).

Les observations de Morgagni, de Morrin, de Tavignot, de Padeau, du *Dublin Journal of Médecine* et de Quesnay sont résumées par M. le prof. Pitres (3).

M. le prof. D. Ferrier, rapproche de ces faits deux cas, dont les détails lui ont été fournis par sir Joseph Feyrer (4).

M. Marot en a aussi publié deux autres, dont l'un fut exposé à la *Société Anatomique* (5).

Cette communication fut elle-même suivie d'une discussion, pendant laquelle un cas nouveau fut signalé par M. Renault et deux par M. Petit (6).

Dans l'observation du Dr Davidson (7), un laboureur, blessé autant à gauche qu'a droite du front, semblait comprendre ce qu'on lui disait, mais « chaque acte qu'il accomplissait laissait » dans l'esprit de l'observateur l'impression qu'il était purement » automatique. »

Les faits de ce genre sont encore trop souvent considérés comme exceptionnels, ou comme dépourvus de portée. Nous regrettons de ne pouvoir en accumuler ici une longue série ; les bornes de ce travail ne sauraient le permettre.

---

(1) Cf. D. Ferrier. *De la localisation des maladies cérébrales*, traduit de l'anglais par Henry-C. de Varigny. Paris, 1880, p. 50.

(2) Séance du 27 février 1867.

(3) *Lésions du centre ovale*. Paris, 1877.

(4) *Loco cit.*, p. 51.

(5) *Progrès médical*, 26 février et 3 juin 1876.

(6) Séance du 11 février 1876.

(7) *The Lancet*, 19 mars 1877, p. 342.

Pour donner une bonne idée du type, nous préférons nous en tenir à l'observation du célèbre carrier anglais, si souvent reproduite, mais toujours instructive.

Le nommé Phineas-P. Gage, 25 ans, est blessé par une barre de fer dans la manœuvre de bourrer un trou de mine. La région frontale est traversée de bas en haut près de la suture sagittale. Il y a perte de substance et bien d'autres accidents. Le blessé finit cependant par guérir et vit encore douze ans et demi.

On a généralement l'habitude, écrit M. Ferrier, de citer ce cas comme n'ayant entraîné après lui aucun trouble, soit physique, soit mental. Voici pourtant que ce rapporte le Dr Harlow, relativement à l'état mental du patient, après guérison : « les patrons qui le considéraient comme un de leurs meilleurs et plus habiles conducteurs de travaux avant son accident, le trouvèrent tellement changé qu'ils ne purent lui confier de nouveau son ancien poste. L'équilibre, la balance pour ainsi dire, entre ses facultés intellectuelles et ses penchants instinctifs, semblent détruits. Il est nerveux, irrespectueux, et jure souvent de la façon la plus grossière, ce qui n'était pas dans ses habitudes auparavant ; il est à peine poli avec ses égaux ; il supporte impatiemment la contrariété et n'écoute pas les conseils des autres, lorsqu'ils sont en opposition avec ses idées ; à certains moments il est d'une obstination excessive ; bien qu'il soit capricieux et indécis, il fait des plans d'avenir, qu'il abandonne aussitôt pour en adopter d'autres qui lui semblent plus praticables. C'est un enfant pour l'intelligence et les manifestations intellectuelles, un homme pour les passions et les instincts. Avant son accident, bien qu'il n'eût pas reçu d'éducation scolaire, il avait l'esprit bien équilibré et on le considérait comme un homme habile en affaires, intelligent (*smart*), très énergique, et tenace dans l'exécution de ses plans d'opération. A cet égard, il est tellement changé que ses amis et connaissances disent que « ce n'est plus là Gage ».

Ce fait, parfaitement et longtemps observé, n'est certes

pas isolé. Il indique nettement l'étendue des désastres que peut entraîner un traumatisme dans l'instrument des plus nobles et des plus précieuses prérogatives de l'être Humain.

Mais « les temps ne sont pas venus......, les faits ne sont pas suffisants » pour en connaître toute la véritable portée.

M. le prof. Azam (de Bordeaux) a publié tout un travail sur ce point spécial : « les troubles intellectuels provoqués par les traumatismes cérébraux (1), » et il s'est arrêté à une conclusion de ce genre.

MM. Brown-Séquard, d'Arsonval, Broca, Verneuil, Cornil, Luys, Skaë, Bert, Grïesinger, Slager, Legros-Clarke, Thomas-Buzzard, Legrand du Saulle, Blanche, Lasègue, Baillarger, Desmaisons-Dupallane, Lunier, etc., admettent, avec faits à l'appui, l'existence des perturbations dans les facultés mentales à la suite des traumatismes quelconques du crâne.

M. le Dr Paul Moreau (de Tours) place les traumatismes en première ligne parmi les facteurs d'ordre physique pouvant donner une explication des crimes commis par les enfants (2).

Pour M. Lasègue, un sujet victime d'un traumatisme cérébral grave n'est même jamais guéri. Lors même qu'aucun trouble n'est apparent, le sujet n'en a pas moins en puissance la disposition à une maladie cérébrale de haute gravité. C'est un feu qui couve sous la cendre.........

Ces troubles psychiques ne sont certes pas fréquents. C'est ainsi que, parmi les dix-neuf traumatismes de la tête réunis par M. Antonin Martin, il ne s'est trouvé que deux cas de troubles des facultés intellectuelles (3).

Mais il est peut-être prématuré d'admettre ici l'opinion de M. Larrey : la complication d'enfoncement n'y donne pas lieu plus que les autres (p. 85).

---

(1) *Arch. gén. de méd.*, févr. et mars 1881.

(2) *De l'homicide commis par les enfants.* Paris, 1882. Conclusions.

(3) Antonin Martin. *Mémoire sur les paralysies traumatiques*, couronné par l'Académie de médecine. Cf. Larrey, *loco cit.*, p. 94.

On peut, en effet, signaler bien des cas d'enfoncement sans plaie, suivis de troubles notables et tenaces des facultés mentales.

Tels sont les faits de Fabrice de Hilden, Dufour *(Thèse de Paris 1872)*, Etcheveria (*Thèse 1876*), Alphonse Guérin, un observateur du *North American Journal*, M. Dartignolles, M. Berger, M. de Saint-Germain, M. le prof. Bouchaud et bien d'autres. Nous pourrions encore y joindre un autre fait inédit, pour lequel nos renseignements ne sont pas encore assez complets.

Un écrivain de la *France médicale* (16 mai 1882, p. 233), va plus loin, et considère la dépression traumatique du crâne comme un véritable « prototype ».

Un point toutefois semble aujourd'hui bien acquis ; c'est que du côté droit les enfoncements paraissent moins fréquemment suivis de troubles intellectuels que ceux du côté gauche. Si nous n'avions craint de donner une étendue abusive à ce travail, nous aurions pu accumuler les faits à l'appui. On y aurait trouvé de l'enfoncement, de la dilacération du lobe antérieur droit du cerveau guérir sans aucun accident, et malgré le manque de soins, comme dans l'observation de L. F. Manne, en 1729 (1).

Qu'il nous suffise de l'observation suivante de M. Reverdin. Un homme tombe d'un second étage sur le sol. On reconnaît une fracture avec enfoncement du frontal droit. *Pendant vingt-trois jours* le lobe antérieur droit demeure largement exposé à l'air ; il est en pleine suppuration ; il se détruit. Malgré cette situation, la mémoire et les autres facultés intellectuelles sont conservées. Le blessé a succombé à l'infection purulente. (Communication de M. Alphonse Guérin à la *Société de Chirurgie*, 20 février 1867.)

Les faits de ce genre prouvent que les troubles intellectuels ne se manifestent pas nécessairement après tous les cas de

(1) Cf. Larrey, *loco cit.*, p. 105.

traumatisme du crâne. Mais la conséquence ne va pas au-delà.

La question des perturbations des facultés mentales pour cause anatomique, n'est cependant pas encore assez admise pour que nous puissions nous borner aux arguments ci-dessus.

Les médecins ont autant, sinon plus, que les chirurgiens, reconnu des relations de cause à effet, entre tout ce qui gêne la substance corticale des lobes frontaux, d'une part,—et les perturbations ou les déchéances dans le fonctionnement des facultés psychiques d'autre part, et cela sans aucun trouble du mouvement, sans aucun trouble de la sensibilité.

Le prof. David Ferrier, en rappelant ces faits, renvoie aux observations de MM. Charcot et Pitres (1), et à celles de MM. Bergeron, Hertz, Reed, Begbie, Chomeley, Evans, Prescott Hewett, Bouilly, et Lépine, Bourneville et Harranger.

Dans ce dernier cas, le malade, porteur d'un abcès du lobe frontal droit, « était dans un état d'hébétude. Il semblait comprendre ce qu'on disait, mais on avait peine à lui faire prononcer un mot. Il s'asseyait quand on le lui disait, et si on le soulevait, il pouvait marcher quelques pas sans être assisté. »

M. Baraduc a présenté à la *Société Anatomique* une observation plus importante, parce que les lésions sont plus exclusivement limitées à la partie corticale des lobes frontaux.

Le malade fut observé à l'hospice des ménages pendant six ans. Sa force musculaire et sa sensibilité étaient intactes.

Ce malheureux était dans un état de démence complète, se promenant d'une manière inquiète tout le jour, ramassant ce qu'il rencontrait, ne parlant pas, oublieux de tous les besoins de la nature, et nécessitant les soins que l'on donne aux enfants.

A l'autopsie, on trouve une lésion purement corticale et de nature atrophique. La cause en est à une oblitération partielle

---

(1) *Progrès médical*, 15 janv. 1881, p. 89.

des artères nourricières. L'atrophie s'étend sur les deux lobes antérieurs et intéresse la totalité des circonvolutions frontales supérieures moyennes et inférieures et en outre toute la face interne des deux lobes frontaux. Tout le reste du cerveau est intact, spécialement les circonvolutions frontale ascendante et pariétale ascendante.

D'ailleurs, en France comme en Angleterre et ailleurs, on a pu observer dans la paralysie générale une coïncidence digne de remarque. A une certaine période de cette maladie, surviennent : inquiétude générale, incertitude de l'esprit, affaiblissement de l'attention, alternant avec de l'apathie et de la somnolence. Qu'à ce moment précis se produise le dénouement fatal et on le contrôle : l'évolution du processus morbide envahit la série des circonvolutions frontales. C'est même là une coïncidence presque classique.

On reconnaît donc, en médecine comme en chirurgie, l'existence de rapports étroits entre l'état du cerveau et le fonctionnement des facultés mentales.

Il n'est pas jusqu'à la tératologie, elle-même, qui ne vienne contribuer à justifier cette espèce de localisation des fonctions psychiques dans les lobes frontaux du cerveau.

Cruveilhier père a publié l'observation d'une fille morte à dix-huit ans, idiote de naissance.

Dans ce cas, l'idiotie congénitale coïncidait avec l'absence complète des deux tiers antérieurs des lobes frontaux.

Plus récemment, M. Bourneville a publié une observation d'idiotie, coïncidant avec une atrophie surtout à gauche et plus spécialement dans le lobe frontal (1).

D'ailleurs, la coïncidence fréquente de l'idiotie et de l'absence ou arrêt de développement des lobes frontaux est un fait généralement reconnu (Ferrier.)

---

(1) *Revue mens. de méd.*, 1877.

Fait digne d'attention, lorsque les lésions de l'idiotie ne sont pas de nature atrophique, de l'ordre des arrêts de développement, ces lésions sont dues à une vraie méningo-encéphalite, c'est-à-dire à une lésion bornée aux parties corticales, comme dans l'observation de M. Baraduc. Et, fait plus remarquable encore, les lésions sont « à gauche, plus accusées au niveau du lobe frontal. » (1)

Les expériences elles-mêmes ne manquent pas à l'appui. Elles démontrent, non pas seulement l'existence de rapports étroits entre les troubles des fonctions mentales et les lésions anatomiques du cerveau; mais bien plus encore la relation vraiment directe entre la diminution de valeur psychique d'une part et la gêne du cerveau comprimé par la dépression du crâne d'autre part.

Malheureusement ces expériences sont faites sur l'homme et sur une échelle déplorablement grande.

Bien des peuples déforment le crâne des nouveau-nés. Chez les Cowalisk, par exemple (peuplade indienne de la côte Nord-Ouest d'Amérique), tous les enfants mâles subissent cette déformation du crâne presque aussitôt après leur naissance. L'enfant est fixé sur une planche, un peu plus longue que son corps, planche préalablement garnie de peaux et de coussins. A l'extrémité de celle-ci s'attache une autre planche, que l'on rabat sur le crâne flexible de l'enfant. L'autre extrémité du corps est fixée par les lacets. Les malheureux enfants de toute cette peuplade resteraient « jusque l'âge de trois ans constamment à la planche », d'après MM. Morton (de Philadelphie), et Duflot (de Mofras). (2)

On connaît bien d'autres faits de déformations dites *ethniques artificielles* (Dally). Elles expliquent comment certaines

(1) M. Bourneville. *Soc. de Biologie*, 13 mai 1882.

(2) Cf. *Les États-Unis*, par le Dr A. Guichet. Paris, 1877, p 39.

races ne parviennent pas à témoigner de la perfectibilité, l'un des principaux caractères de l'espèce humaine. (1)

Certaines de ces déformations sont expliquées par le désir des parents d'obtenir pour leurs enfants, la réalisation d'un idéal de beauté et de perfection.

D'autres paraissent avoir été produites « en vue de développer certaines aptitudes spéciales par la dépression des régions du crâne qui localisent les aptitudes opposées, de façon à favoriser les premières au détriment des secondes. »

C'est ainsi, on le sait, que les Taïtiens des classes aristocratiques comprimaient le frontal chez les enfants qu'ils destinaient à la guerre et l'occipital chez ceux qui étaient réservés au sacerdoce et au conseil. (2)

On retrouve au surplus, ajoute le même auteur, dans les recherches de la coiffure des contemporains, comme dans les notions sur la valeur intellectuelle des grands fronts, le même fonds de doctrine et d'ambition qu'au sein de la plus vieille humanité ; *semper aliquid hæret.*

Les déplorables résultats des pratiques de compression, que rien ne saurait justifier, ne passent pas inaperçus en France. Dans tout le Haut-Languedoc les matrones et les nourrices s'attachent à donner à leurs enfants un caractère particulier de beauté. en imprimant à la tête une forme très allongée d'avant en arrière et de bas en haut, avec une proéminence occipitale

---

(1) Ces déformations ethniques étaient déjà connues d'Hippocrate, qui paraît avoir observé les Cimmériens, peuple barbare habitant les côtes de la mer d'Azof, puis le sud de la Crimée, émigrant enfin vers l'ouest, peut-être même jusqu'à Toulouse.

L'anthropologie en connaît aujourd'hui des types assez nettement caractérisés, outre la *macrocéphalie* et la *microcéphalie*, les *acrocéphalie*, *platycéphalie*, *scaphocéphalie*, *plagiocéphalie* (oblique ovalaire), etc.

M. Gosse (de Genève) décrit dix-huit formes différentes dans son *Essai sur les déformations artificielles du crâne*, Paris, 1855.

(2) E. Dally. Art. CRANIOLOGIE du *Dict. encycl des Sc. médic.* Paris, 1879, p. 691.

tout à fait disgracieuse. Chez les Rabastinois, les femmes y parviennent en serrant fortement la tête au moyen d'un bandeau, dès que l'enfant vient de naître. M. Béringuier dénonce cette odieuse pratique. Il insiste judicieusement sur la différence intellectuelle entre des enfants, pour lesquels il a pu empêcher l'emploi du bandeau et leurs frères plus âgés, qui subissent les conséquences du vice ordinaire de la région. Outre les sujets rendus imbéciles de cette façon, il signale toute une série d'idiots de l'asile d'aliénés de la Grave à Toulouse. (1)

On trouvera encore des renseignements sur ce point dans le travail de Broca « sur la déformation du crâne ; » (2) et dans le mémoire de M. Lunier sur la « déformation du crâne dans les Deux-Sèvres. » (3)

M. Achille Foville a publié des chiffres statistiques puisés en Normandie. Avec sa haute compétence, il a mis en lumière l'influence des compressions et dépressions du crâne chez l'enfant sur la production de l'imbécillité et même de l'idiotie confirmée.

En août 1833, l'asile d'aliénés, dont il était le médecin en chef, comptait 202 hommes et 219 femmes. — Sur le total des hommes, 109 têtes avaient une conformation régulière et 93 étaient déformées. Chez les femmes, la proportion, bien plus considérable, était de 154 têtes déformées et 75 seulement régulières. C'est toujours la même déformation circulaire faisant le front fuyant et la tête en pain de sucre. C'est toujours le même bandeau. En Normandie, il est d'autant plus solidement fixé, qu'il sert de base au reste de la coiffure. Parmi bien d'autres, l'auteur cite le cas d'un enfant de 20 mois, imbécile et épileptique, sur la tête duquel la constriction circulaire avait produit par toute la circonférence une dépression en gouttière de plusieurs lignes de profondeur. Il proteste, non sans raison,

---

(1) Adrien Béringuier. *Topographie physique, statistique et médicale du canton de Rabastens* (*Tarn*). 1851.

(2) *Bulletins de la Société d'anthropologie de Paris*, 1871.

(3) *Annales médico-psychologiques*. Paris, 1852.

contre l'objection des expérimentateurs qui ne sont pas parvenus à changer la forme de la tête d'un cabiai. Il oppose à cette allégation l'exemple des Caraïbes, des Turcs et les observations recueillies par d'autres savants.

Si d'ailleurs on insiste sur le point des expériences sur les animaux, on peut remarquer combien M. Couty a trouvé peu d'écho. C'est cependant à la *Société de Biologie*, que l'auteur a rapporté « n'avoir jamais observé, ni chez les singes, ni chez les chiens, des troubles intellectuels nettement attribuables à la lésion cérébrale. » Ses expériences relatives à la physiologie de l'encéphale sont néanmoins assez nombreuses et incontestées (1)

M. le professeur Ferrier est de son côté d'une grande précision. « L'ablation ou la destruction par le cautère des lobes préfrontaux, dit-il, n'est suivie d aucun résultat physiologique défini. Les animaux conservent leurs appétits et leurs instincts et sont susceptibles de faire preuve d'émotion. Leurs sens, la vue, le goût, l'odorat, l'ouïe, le toucher, restent intacts. Les facultés de mouvement volontaire sont conservées dans leur intégrité ; il y a peu de symptômes pour indiquer l'existence d'une lésion aussi étendue ou l'ablation d'une portion aussi considérable du cerveau. Pourtant malgré cette absence apparente de symptômes physiologiques, je pouvais remarquer *une très notable altération dans le caractère et les manières des animaux*, bien qu'il soit difficile de dire exactement en quoi consistait ce changement. *Les animaux* opérés *avaient été choisis* à cause de leur intelligence. Après l'opération, bien qu'ils pussent, à l'observateur qui ne les aurait pas connus auparavant, sembler atteindre le niveau intellectuel moyen des singes, *ils avaient changé considérablement au point de vue mental*. Au lieu de s'intéresser vivement, comme auparavant, à ce qui les entourait, au lieu d'examiner avec intérêt et curiosité tout ce qui survenait dans leur champ d'observation, ils

(1) Séance du 26 février 1882.

restaient apathiques et mous, ils sommeillaient, ne répondaient qu'aux sensations et impressions du moment, ou ne sortaient de leur apathie que pour errer de droite et de gauche avec inquiétude et sans but. *Ils n'étaient pas privés de leur intelligence, mais ils avaient, selon toute apparence perdu la faculté de l'observation intelligente et attentive.* » (1)

La présentation de ces animaux au *Congrès médical international de Londres* (1881), a eu un assez grand retentissement ; pour qu'il nous soit permis de ne pas insister sur le crédit de ces expériences et sur les observations faites ensuite grâce aux animaux opérés par M. le prof. D. Ferrier.

Ces expériences ne sont d'ailleurs pas isolées. On connaît celles de M. Bochefontaine (*Acad. des Sciences*, 24 décembre 1877). Et c'est bien un résultat général des vivisections, que M. le Dr Macario a exprimé en ces termes : « les désordres intellectuels semblent coïncider avec les lésions de la région fronto-antérieure. » (2)

L'observation démontre donc chaque jour davantage la nécessité de l'intégrité de la substance corticale des hémisphères cérébraux pour l'accomplissement régulier des fonctions psychiques.

On admet de plus en plus un rapport étroit entre le volume de l'encéphale, ou la capacité crânienne d'une part, et la valeur ou la puissance des fonctions intellectuelles d'autre part.

Sans vouloir affirmer une connexion absolue entre ces deux termes, on peut certainement admettre que la capacité crânienne varie avec l'état intellectuel, abstraction faite des hydrocéphales (E. Dally). Bien des comparaisons viennent à l'appui, et spécialement les curieuses observations présentées

---

(1) David Ferrier. *Les fonctions du cerveau*, trad. de l'anglais par Henry-C. de Varigny, p. 371. Cf. *De la localisation des maladies cérébr.*, etc., p 59.

(2) Dr Macario (de Nice). *Revue méd. franç. et étr.* du 18 juin 1881, p. 867.

en 1879 par MM. Lacassagne et Cliquet à la *Soc. de médecine publique et d'hygiène professionnelle.* (1)

Le conformateur a été appliqué par eux à 190 docteurs en médecine, 133 soldats ayant reçu un rudiment d'instruction, 90 soldats complètement illettrés et 91 soldats détenus. Les conclusions sont : 1° que chez les gens instruits la tête est plus développée que chez les illettrés ; 2° que chez les gens instruits la région frontale est (surtout à gauche) plus développée que l'occipitale, tandis que chez les illettrés la différence est beaucoup plus considérable en faveur de la région occipitale.

C'est là un argument de plus.

On sait depuis longtemps en anthropologie le résultat de la comparaison des différentes races humaines entre elles, quant à la capacité crânienne et au volume du cerveau, qui en dépend.

L'échelle des chiffres ainsi relevés répond presque toujours et d'une façon remarquable au classement si délicat par rapport aux facultés mentales et au degré de civilisation des groupes ethniques ainsi constitués.

C'est d'ailleurs une notion classique en anatomie : « le poids et le volume de l'encéphale varient selon que les hommes se livrent à des travaux intellectuels ou mécaniques, et selon qu'ils sont plus ou moins intelligents. » On cite bien des faits à l'appui (2).

On a été plus loin.

Il s'est trouvé des auteurs, sinon pour s'inspirer des trois vésicules cérébrales par lesquelles débute le développement de l'encéphale (cerveau antérieur, cerveau moyen, cerveau postérieur), du moins pour chercher un rapprochement entre les trois vertèbres crâniennes (frontale, temporale et occipi-

(1) *De l'influence du travail intellectuel sur le développement du crâne et du cerveau.*

(2) Ph.-C. Suppey. *Traité d'anatomie descriptive*, 2e édition. Paris, 1872, III, 44.

tale) et les trois lobes principaux du cerveau (frontal, pariétal et occipital). Ces vues de l'esprit n'ont pas été accueillies et on ne s'intéresse presque plus aux *races frontales*, aux *races pariéto-temporales*, ni aux *races occipitales.*

Il est indispensable de ne pas se laisser entraîner au-delà des conséquences rigoureuses des faits.

« *Nous ne comprenons pas du tout,* écrit M. le prof. Azam, *les rapports étroits du cerveau et de la pensée.* » (p. 29.).

M. le professeur Beaunis (de Nancy), le dit très bien: toutes les manifestations psychiques sont liées à l'existence et à l'activité de la substance nerveuse du cerveau. Le cerveau ne *secrète* pas la pensée, comme le dit une phrase célèbre; mais il est aussi indispensable à la production de la pensée, que le foie à la production de la bile [1].

Ce n'est pas encore un motif d'affirmer qu'il existe une corrélation absolue entre ces deux termes.

Il n'est pas possible de juger de l'un par l'autre.

L'expression de Longet est encore aussi vraie aujourd'hui qu'en 1869: « tout en reconnaissant que l'intégrité des organes, leur bonne conformation, un volume suffisant sont des conditions favorables au libre exercice, à la vigueur des facultés intellectuelles, *il faut ne pas confondre* l'organe avec la fonction, et noter que *c'est surtout en parlant du cerveau et de la pensée que cette distinction est importante* [2]. »

On sait tout ce qui a été dit et écrit au sujet de la localisation de l'âme dans l'organisme de l'homme. L'auteur, que nous venons de citer, dit fort judicieusement « qu'Hippocrate en avait une idée plus juste que tous les localisateurs, en la définissant: *Spiritum tenuem per corpus dispersum.* »

Mais la discussion de ce point est en dehors de notre sujet. Nous voulons nous en tenir aux faits.

Deux points sont donc bien acquis: c'est d'une part qu'un

(1) H. Beaunis. *Nouv. Élém. de physiologie humaine.* Paris, 1876, p. 1016.

(2) F.-A. Longet. *Traité de Physiologie,* 3e édit. Paris, 1869, III, p. 629. — Nous renvoyons le lecteur à ce remarquable chapitre.

enfoncement du crâne peut être cause d'une déchéance psychique, au même titre qu'une altération (soit traumatique, soit pathologique, soit congénitale) de la substance corticale du cerveau ;

c'est d'autre part que l'activité des fonctions intellectuelles peut avoir pour conséquence le développement du volume de l'encéphale et par conséquent de la capacité crânienne.

Une précision plus grande permet encore de reconnaître que les lobes frontaux sont plus spécialement ceux des fonctions les plus supérieures.

On a même établi un parallèle entre les deux côtés : c'est habituellement le gauche, qui exerce une action prédominante.

En général, du reste, l'hémisphère gauche l'emporte en volume sur l'hémisphère droit ; ses circonvolutions sont plus compliquées ; il contiendrait plus de substance grise (Ogle). (1)

On connaît l'expression pittoresque des physiologistes : la plupart des hommes sont gauchers du cerveau (2), surtout au point de vue des fonctions psychiques.

---

(1) Beaunis. *Physiologie*, p. 1013. M. Topinard exprime en d'autres termes la portée des faits relatés plus haut, et en particulier celle de l'observation de M. Baraduc : « Les actes d'initiative, de pensée, dit-il, **se passent** dans la substance grise, qui constitue l'écorce des hémisphères. Par conséquent, plus il y a de substance grise et de surface sur laquelle elle puisse se développer, plus les phénomènes vraiment intellectuels peuvent se développer. » *L'Anthropologie*, p. 106.

(2) L'asymétrie de l'encéphale serait même un caractère de supériorité, s'il fallait en croire les auteurs, qui attribuent la valeur intellectuelle de X. Bichat à l'asymétrie constatée de son cerveau.

C'est là une appréciation évidemment hasardée. On a constaté de l'asymétrie dans un très grand nombre de crânes (et à Lille comme partout ailleurs), notamment dans le crâne de Guiteau, l'assassin du président Garfield, et dans celui de bien d'autres sujets aussi peu supérieurs.

Il est toutefois curieux de rapprocher l'exubérance intellectuelle, que notre excellent maître, M. Alph. Guérin, dit avoir observée chez le blessé traité par M. Reverdin, il est curieux, disons-nous, de rapprocher cet état rusé du blessé, de ce fait que, par la privation de son lobe frontal droit, l'action du lobe gauche pouvait devenir prédominante.

Sans doute, on a parlé d'un hémisphère cérébral suppléant l'autre, et d'un système de compensation réalisable entre différentes parties du cerveau. Mais l'indépendance fonctionnelle de chaque hémisphère (M. Dumontpallier, *Soc. de Biologie*, 3 juin 1882) peut opposer un sérieux obstacle à ce mode de réparation.

Cela étant acquis, on peut tirer cette conclusion : le sujet de notre observation manque en partie de l'instrument nécessaire pour exercer les fonctions psychiques ; ou, pour le dire plus exactement, la partie principale de cet instrument est empêchée dans son fonctionnement.

De là, l'impuissance de ses maîtres ; de là, le peu de résultat de son travail, la quasi-nullité de ses progrès.

Le travail intellectuel étant, chez notre sujet, enrayé par un obstacle, se fait mal ou du moins se fait peu. Un travail aussi minime n'est certes pas de nature à favoriser, à activer la nutrition de l'organe encéphalique. Il ne saurait dès lors développer la substance du cerveau, et partant augmenter l'amplitude de la capacité crânienne.

Ainsi un état relativement stationnaire du crâne a pu arriver à faire de cet enfant presque « un microcéphale ». La mensuration l'indique assez : le pourtour de son crâne est de 50 centimètres 1/2, alors que celui de son FRÈRE, DE DEUX ANS PLUS JEUNE, est déjà de 52 1/2 [1].

S'il faut en croire un écrivain compétent en microcéphalie, M. Karl Vogt, « la conformation cérébrale des microcéphales dépend d'un arrêt de développement qui n'a pas atteint égale-

(1) L'auteur n'ignore pas qu'on réserve habituellement le qualificatif « microcéphale » aux individus dont le pourtour du crâne est inférieur à 50 centimètres. La microcéphalie n'est d'ailleurs pas encore confirmée chez l'enfant. Cette expression a été employée pour mieux fixer l'attention du lecteur sur ce détail important.

ment le cerveau entier. L'arrêt frappe de préférence les lobes antérieurs ou frontaux (1). »

C'est bien le cas de l'enfant, dont nous publions l'observation.

Il est remarquable combien un autre auteur, également compétent, se rapproche de cette appréciation à propos des sujets idiots.

« Dans le cerveau de l'idiot, dit M. Magnan, (de même que dans celui de l'aphasique avec incohérence), il n'y a plus la moindre harmonie possible entre les fonctions de l'organe.

» En se plaçant au point de vue récemment étudié par un professeur de Saint-Pétersbourg, on peut dire que tout le clavier est faussé.

» Suivant ce médecin, les cerveaux des idiots ne sont pas des cerveaux ayant subi un arrêt de développement ; les idiots ne sont pas des hommes restés, pour les facultés cérébrales, à l'âge de deux ou trois ans, mais bien des cerveaux pathologiques (2), dans lesquels se rencontrent des lésions telles, qu'il n'existe aucune harmonie possible entre leurs diverses fonctions, si bien que telle partie peut être arrivée à son complet développement, tandis que toutes les autres sont lésées. » (3)

---

(1) *Leçons sur l'Homme*, trad. française, p. 221.

(2) Il est à remarquer que cette interprétation ne s'oppose nullement à une cause pathologique de date intra-utérine. Le résultat peut être un arrêt de développement nettement appréciable dans la sphère d'action de la cause pathologique, arrêt moins manifeste dans le reste de l'organe.

(3) *Société de Biologie*, séance du 28 déc. 1878. Cf. *Gaz. des hôp.*, janv. 1879, p. 36.

M. Magnan conclut en ces termes : « On peut expliquer ainsi que certains idiots **puissent** avoir une grande disposition pour telle ou telle faculté, pour la musique, le calcul ou le dessin, par exemple, tandis qu'ils restent absolument idiots pour toutes les autres branches. »

M. Luys, présent à la séance, dit que, « depuis un certain temps, il poursuit des recherches dans le même sens que M. Magnan, et qu'il est arrivé au même résultat. »

Le sujet de notre observation ne diffère de ce type qu'en un point. Dans le type décrit par le prof. russe, l'arrêt de développement et le défaut d'harmonie sont d'origine intra-utérine; chez Charles Z......, l'obstacle au développement et toutes ses conséquences ont leur point de départ dans le traumatisme signalé à l'âge de trois ans.

Ce malheureux enfant présente donc un certain degré de microcéphalie, parce qu'il est atteint d'un enfoncement du crâne pendant la période du développement.

Tel est le fait important.

Il est évident qu'il en est autrement pour l'enfoncement survenant à l'âge adulte.

Il est d'observation, que les résultats sont généralement aussi moins fâcheux, lorsque l'accident survient chez le nouveau né (1), Il semble que l'encéphale comprimé en un ou plusieurs points pendant la première enfance soit plus apte à se créer une compensation. L'accommodation, l'adaptation, pour ainsi dire, paraît moins difficile, lorsque la dépression n'est profonde que pendant la période de l'allaitement.

C'est donc là un fait important.

M. Ach. Foville l'a bien indiqué, en faisant le rapprochement de deux renseignements incontestés en Normandie : d'une part, le nombre des têtes déformées est beaucoup plus grand chez les femmes que chez les hommes ; d'autre part, le bandeau circulaire compressif est laissé beaucoup plus longtemps chez les petites filles que chez les petits garçons. Ce rapprochement explique la disproportion de fréquence de l'aliénation mentale entre les deux sexes dans cette région.

Il est très possible que la microcéphalie, toute relative qu'elle est, eût été moins prononcée encore chez notre sujet, si le siège de l'enfoncement avait été sur le côté droit du front

(1) Voir notre communication sur ce sujet à la *Société des Sciences médicales de Lille.*

et surtout s'il avait été au niveau de la région pariétale ou de l'occipitale.

Une certaine diminution intellectuelle, même dans ces conditions, aurait pu être la conséquence durable et probablement même définitive de la dépression du crâne.

Tel qu'il est, le résultat que nous avons observé mérite une réelle attention.

M. le Dr Paul Moreau (de Tours) vient d'insister sur ce point dans son étude des criminels de 3 à 18 ans.

L'étude psychique de l'enfant en général, de ses instincts, de ses goûts, de ses habitudes et de ses penchants, manifeste deux caractères prédominants : 1° le *cachet impulsif* de la plupart des actions bonnes ou mauvaises de l'enfant ; 2° sa tendance à la *méchanceté*, à la *cruauté*.

La sagacité de notre La Fontaine lui a inspiré un mot bien juste : « *Cet âge est sans pitié.* »

Aussi est-il juste de ne pas accueillir avec le scepticisme de l'incurie le cri d'alarme du savant aliéniste français que nous venons de citer.

Chez les enfants prédisposés, il est grave de voir exagérer ces tendances naturelles de l'enfance.

Cette appréhension, qui n'a que trop d'actualité, sera l'excuse de l'étendue donnée à notre travail.

Nous concluons donc :

1° La dépression du crâne, compliquée ou non, peut, d'une manière générale, être cause de diverses altérations psychiques ;

2° Ces altérations sont plus importantes lorsque la dépression est localisée à la région frontale, spécialement du côté gauche;

3° Survenant pendant la seconde enfance, la dépression du crâne peut constituer un obstacle véritable au développement des facultés psychiques et concurremment à l'expansion de l'encéphale et à l'amplification de la capacité crânienne;

4° La microcéphalie relative, qui s'est ainsi produite, peut être définitive.

Dans un autre travail, nous nous proposons d'examiner si la thérapeutique doit se résigner à l'impuissance devant ces faits.

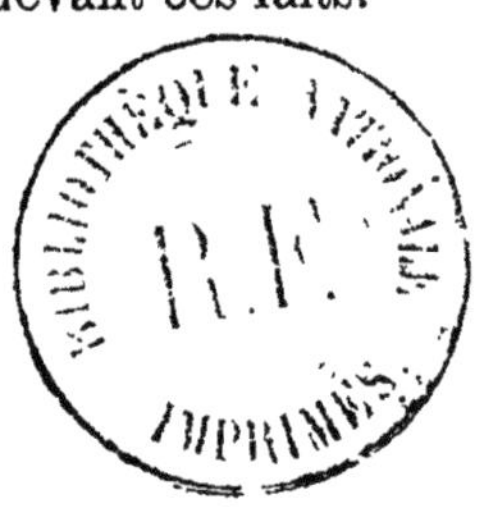

Lille Imp. L. Danel.

www.ingramcontent.com/pod-product-compliance
Ingram Content Group UK Ltd.
Pitfield, Milton Keynes, MK11 3LW, UK
UKHW020520230726
13925UKWH00005B/2210